Guide pratique comment maigrir sans régime et sans sport, perdre du poids rapidement et durablement

Méthode simple et alimentation naturelle pour votre perte de poids

PHILIPPE BRIOUD

Mentions légales

DU MEME AUTEUR

Comment atténuer ses crises d'angoisse et son anxiété puis s'en affranchir; 2013.

(Disponible en version francophone imprimée et électronique, et traduit en version anglophone)

Quelques commentaires de lecteurs :

Note 4/5: "Livre Excellent. Bien écris .A pratiquer"

Note 5/5: "Excellent Merci pour les conseils ils sont très efficaces !"

Note 4/5: "Très bonne lecture.
Agréable à lire. Je me suis retrouvée dans les crises d angoisse décrites dans ce livre. Ce qui m à fait réaliser que je n étais pas seule à les vivre et que je pouvais m en sortir avec quelques techniques de vie pour regagner la confiance en moi qui me manquait. Je recommande ce livre simple pour une prise de conscience de ce qu est l angoisse dans nos vies. Bonne lecture à vous. Simple mais utile."

D'AUTEUR ASSOCIE

Livres de l'auteur associé Eric Tairin :

- Troubles Bipolaires : Mieux les connaître pour mieux se débarrasser de ces souffrances; 2014.

- Côlon Irritable : Découvrez dès maintenant comment mieux profiter de la vie; 2014.

- Relations Incomprises : Découvrez l'âme des autres et exprimez votre charisme avec la gestuelle; 2014.

- Syndrome de Fatigue Chronique : Faire face et guérir au plus tôt; 2014.

- Vaincre l'insomnie : Trouvez rapidement un sommeil reposant; 2015.

Tous ces livres sont disponibles en version imprimée et électronique.

TABLE DES MATIÈRES

INTRODUCTION

Un régime ? Que nenni !

Une abstinence ? Point n'en faut !

Une activité physique d'athlète de haut niveau ? Surtout pas !

Mais alors comment peut-on perdre quelques kilogrammes superflus sans régime, sans sport et sans se mettre dans une situation de contrainte permanente ?

C'est justement l'objet de ce livre de vous apporter une approche plus raisonnée sur votre alimentation, quelques techniques et méthodes simples et naturelles pour être raisonnable, sans avoir l'impression de s'abstenir exagérément.

En effet, il est inutile de se priver des aliments que vous aimez, et il n'est pas obligatoire de faire du sport. Il faut garder une alimentation variée avec le plus d'aliments différents.

Cependant, il est important de garder un œil sur les quantités absorbées pour chaque aliment. Pour rendre efficace votre perte de poids, il y a aussi la gestion des déséquilibres hormonaux à considérer. Nous aborderons cela de manière simpliste, essentiellement pour en déduire comment mieux vous servir.

Le gros de l'effort est dans le dosage de l'apport calorique par rapport aux dépenses énergétiques.

Cela demande de la discipline et l'instauration de nouvelles habitudes pas si contraignantes que ça. Le plus difficile, et de loin selon moi, c'est cet aspect psychologique. Comment tenir votre ligne dans la durée sans avoir la sensation d'un effort insoutenable ? Nous aborderons sérieusement cela. Ce livre vous apportera des éléments clés pour vous aider.

Mais tout d'abord, je tiens particulièrement à vous dire un grand "bravo" pour avoir fait ce choix de vous donner les moyens d'atteindre votre objectif de perte de poids en vous procurant ce livre.

Cela témoigne de votre motivation, et se trouve être un bon début pour réussir à perdre du poids.

Alors sans plus attendre, rentrons dans le vif du sujet en abordant la notion de balance énergétique (ou calorique) dans un premier temps, puis en étayant de véritables méthodes pour réellement avancer dans votre objectif de perte de poids. Suivront bon nombre d'astuces utiles pour l'application des méthodes proposées.

Je vous souhaite une agréable lecture de ce livre, et du courage, car je sais combien atteindre un objectif de poids peut être difficile.

(Note à ces messieurs : D'après une brève étude de marché, et sans vouloir tomber dans le sexisme, les femmes sont certainement les plus nombreuses à lire ce livre, bien qu'il y ait assurément des hommes aussi. Le temps d'un livre, bouleversons les règles de la grammaire, et faisons le féminin l'emporter sur le masculin. Soyons galants.)

BALANCE ENERGETIQUE
(LES APPORTS ET LES DEPENSES)

LE PRINCIPE DE LA BALANCE

Chaque jour, nous dépensons de l'énergie, même si nous ne faisons rien de la journée. Notre corps, nos organes et nos muscles consomment de l'énergie simplement pour fonctionner correctement. À cela, s'ajoute l'énergie dépensée pour toutes les activités que nous pratiquons (physiques et intellectuelles). En conséquence de toutes ces dépenses d'énergie, il est nécessaire de fournir approximativement autant d'apport énergétique. La nourriture sert en bonne partie à cela.

Par ailleurs, il convient d'absorber un certain nombre d'éléments différents, dont une grande majorité ne pouvant pas être fabriquée par notre corps. Notre nourriture doit être variée pour satisfaire ce besoin.

Dans le cadre de ce livre, nous souhaitons savoir

comment perdre des kilogrammes afin d'affiner notre silhouette, et cela de façon efficace et durable. Nous allons donc nous intéresser à la balance énergétique.

En effet, on peut imaginer une balance avec d'un côté, les dépenses énergétiques, et de l'autre, les apports énergétiques. Ces quantités d'énergie sont généralement comptées en kilocalories. (La calorie correspond à une toute petite quantité d'énergie. Pour faire simple, calorie = énergie. L'ordre de grandeur qui nous intéresse sera la kilocalorie. 1000 calories = 1 kilocalorie. Nous comptons donc les calories par milliers, en utilisant les kilocalories, notées "kcal".)

Intéressons-nous d'abord au côté "dépenses énergétiques" de la balance.

Les besoins énergétiques quotidiens correspondent à ce qu'un individu doit consommer (manger) pour garder son poids à l'équilibre. Les besoins quotidiens dépendent du sexe, de l'âge, du poids, de la taille, de l'activité quotidienne, du mode de vie, de l'état de santé, entres autres facteurs. Et pour une même personne, en fonction de son activité du jour, de son état de fatigue ou de santé, ou encore simplement de la température extérieure, ses besoins peuvent varier d'un jour à l'autre.

Cependant, on peut fournir des ordres de grandeur en fonction du sexe et de l'activité quotidienne de la personne. ("L'activité" s'entend ici comme étant une consistante dépense énergétique, une marche rapide par exemple.)

Ainsi, pour une femme, avec une faible activité de moins de 30 minutes par jour, les besoins quotidiens s'élèvent en moyenne à 1800 kilocalories. Avec une activité modérée de 30 minutes par jour, ils sont à 2000 kilocalories. Si l'activité quotidienne est de l'ordre d'une heure, alors on monte à environ 2400 kilocalories.

Pour un homme, avec une faible activité, les besoins quotidiens s'élèvent en moyenne à 2200 kilocalories. Pour une activité modérée, ils sont à environ 2500 kilocalories. Et avec une activité plus conséquente, nous arrivons à 3000 kilocalories.

Ces chiffres sont simplement indicatifs car chaque individu aura les siens. Il est aisé de trouver des calculatrices de besoin quotidien en calories sur Internet. Vous pourrez ainsi déterminer vos propres besoins. La valeur fournie par la calculatrice reste simplement indicative, cependant c'est une bonne indication pour l'utilité que nous lui trouverons.

En connaissant votre besoin énergétique quotidien (approximatif), vous pouvez désormais adapter vos apports énergétiques en conséquence. Si vous fournissez autant d'apport que de dépense, alors la balance énergétique est à l'équilibre. Si vous amenez plus d'apport, alors vous vous orienterez vers une prise de poids. À l'inverse, si vous apportez moins que vos besoins quotidiens, alors la tendance sera à la perte de poids.

À titre indicatif, un excès de 100 kcal/jour pendant un an augmentera votre poids de 4 kg sur un an. (Une fois encore, ce sont des chiffres indicatifs pouvant varier pour chaque individu.) Si vous maintenez un défaut de 100 kcal/jour pendant un an, alors vous perdrez 4 kg sur un an. Plus loin, nous aborderons dans quelle proportion et comment ajuster vos apports par rapport à vos besoins quotidiens. Avant cela, étudions comment compter les calories que nous ingérons.

COMMENT FACILEMENT COMPTER LES CALORIES ABSORBEES ?

Les repas planifiés

Les repas planifiés correspondent aux trois repas classiques par jour, quatre si on y ajoute un goûter. Le comptage des calories se fera à l'aide des emballages ou d'une grille indiquant l'apport énergétique d'un certain nombre d'aliments. Il faudra alors connaître le poids des portions consommées, et peut-être faire quelques calculs.

Les plats préparés sont les plus faciles à traiter. En effet, les marques ont l'obligation d'indiquer l'apport nutritionnel pour 100 g. Attention, à ne pas se tromper tout de même. En effet, soyez vigilante si le paquet vous indique les kilocalories pour "une portion de 100 g", alors que les portions à l'intérieur sont de 125 g. Par exemple, dans le cas d'une boîte de 250 g qui renferme deux "portions", l'erreur est facile à faire. Mettons que ce sont deux cordons bleus de 125 g chacun. Si on en prend un pour le repas, il faudra compter les kilocalories en utilisant l'indication pour 100 g et multiplier par 1,25.

Avec ce cordon bleu, nous désirons une "portion" de riz. Ici, la portion correspond souvent à 60 g de riz (lorsqu'il est encore au sec). Et la valeur énergétique du riz est très dépendante de sa cuisson. Autant dire que le chiffrage exact de ce plat sera un petit calvaire.

Si vous aviez opté pour un plat préparé par vos soins et non ceux d'un industriel, alors là encore, le chiffrage exact deviendra très approximatif.

Néanmoins, ce n'est pas bien grave, car l'équilibre entre apports et dépenses énergétiques peut aussi être approximatif comme nous le verrons plus loin. Aussi, le plus important ici sera de se sensibiliser en jetant un coup d'œil aux étiquettes ou au tableau d'apport énergétique des aliments pour des portions de 100 g, afin de se donner un ordre de grandeur de ce qu'on ingère. Sans quoi nous n'aurions aucune idée de la quantité de calories que nous pouvons absorber dans une journée.

Les collations

Les collations sont ici considérées comme des repas non planifiés, peut-être même superflus. Encore que si l'apport énergétique est faible, alors on aura tendance à penser qu'il en importe peu. Malheureusement, ce n'est pas si simple. Et pour l'expliquer en une phrase, je dirai que vous bouleverserez vos équilibres hormonaux et glycémiques avec des collations non planifiées.

Prenons une petite collation à 10h, de type pain au chocolat (aussi appelé chocolatine suivant les régions). Globalement et en simplifiant, ce pain au chocolat est essentiellement du sucre rapide. Cela provoquera un excès de sucre "non programmé" dans le sang pendant environ 2h. Cela va de pair avec la synthèse d'insuline par le corps pour traiter cet excès de sucre au plus vite. Puis il y aura un défaut de sucre quasi-immédiatement après ces deux premières heures. Le corps passera d'un extrême à l'autre, notamment du fait du déséquilibre hormonal en insuline qu'aura engendré cette collation. Enfin, au repas du midi, votre corps aura bien compris que vous cherchez à le priver de sucre (du fait du déséquilibre hormonal, et paradoxalement, malgré le fait que vous lui avez apporté du sucre à 10h). Il réagira en stockant d'autant plus s'il le peut.

On cumule ici l'excès probable d'apport calorique dans la journée, et celui d'un stockage de graisse renforcé du fait du déséquilibre hormonal engendré. Bref, c'est tout faux pour la perte de poids.

En règle générale, toute collation en dehors des trois repas habituels est à proscrire. Et les trois seuls repas normaux devraient être pris à heure fixe ou peu variable. Cela sert à éviter les micro-effets yoyo, bien que sur une base de temps plus petite (quelques heures), donc moins impactant que si c'est sur deux jours (c'est à dire l'alternance contre-indiquée d'un jour à fort apport et d'un jour avec vraiment trop peu d'apport; Nous reviendrons sur ce point plus tard).

Si toutefois une collation devait subsister dans vos habitudes, préférez alors des aliments à faible densité énergétique afin de limiter l'apport calorique de la journée. La densité énergétique est le ratio du nombre de calories sur un poids donné. Par exemple, 100 kcal pour 100 g est une densité énergétique supérieure à 50 kcal pour 100 g. Plus cette densité est grande, et plus l'aliment vous fait absorber beaucoup de calories pour très peu de volume alimentaire avalé. Par exemple, 100g de raisin sec vous apportera plus de calories que 100 g de raisin frais. Préférez alors les raisins frais pour la collation afin de vous donner une sensation de satiété avec peu de calories absorbées.

COMMENT COMPTER SES CALORIES DE MANIERE PERTINENTE ?

Le bilan ne s'applique pas sur un repas, ni même sur une journée, mais sur une fenêtre glissante de dix jours. Cependant, pour vous aider, vous pouvez le faire chaque jour, sans vous inquiéter si un jour vous dépassez les quantités d'apport énergétique (restaurant, repas de famille, gros repas le week-end lors d'un événement particulier) car un excès un jour est sans impact. Par contre, un excès chaque jour pendant plusieurs jours d'affilés (au-delà de deux) deviendra difficile à compenser car il est préférable de ne pas passer d'un extrême à l'autre. Si vous prenez 3000 kilocalories un jour, puis seulement 500 kcal le lendemain pour compenser, le corps stockera tout ce qu'il peut dès qu'il en aura l'occasion pour parer à une éventuelle nouvelle disette. Alors rendez-vous service en mangeant tous les jours en quantités suffisantes mais pas excessives, et stables, ainsi vous maigrirez plus vite et de façon plus durable (pas d'effet yoyo).

CONTROLER SA BALANCE ENERGETIQUE POUR ATTEINDRE SON OBJECTIF

DEFINIR SON OBJECTIF DE POIDS

Pour réussir quelque chose, il faut commencer par définir ce quelque chose (sinon on arrivera à rien, c'est à dire qu'on réussira ce qu'on a défini, à savoir, rien.)
Alors indiquez votre objectif sur un Post-it et collez-le sur un endroit que vous voyez tous les jours à coup sûr. Cela peut-être le miroir de la salle de bain. Cela peut aussi être une note en permanence visible sur votre smartphone. Il faut juste que vous l'ayez en tête pour l'honorer, sinon vous l'oublierez aux instants clés (ces instants où vous pourriez céder à la tentation...).

Cette étape est très simple dans la pratique. Si je suis une femme qui pèse 70 kilos et que je veux réduire ce poids à 65 kg. Je note "65 kg" sur ce Post-it ou dans la note de mon smartphone, ou encore dans mon agenda. Bien sûr, il est hors de question de perdre autant en un seul mois, sans quoi vous risqueriez de les reprendre de suite, et même plus que ce que vous avez perdu. Par ailleurs, vous encouriez de vous rendre malade. Ce n'est pas le but. Donc soyez modeste, consciente que Rome ne s'est pas faite en un jour, et qu'il faudra de la patience au quotidien, et ne surtout pas espérer vous voir littéralement maigrir. Comptez sur votre entourage que vous voyez seulement de temps en temps pour vous faire remarquer que vous avez maigri depuis votre dernière rencontre. Et c'est plutôt sympa de l'avoir constaté ! Merci bien !

Si l'objectif est très ambitieux, vous pouvez y préférer une première étape plus modeste. 5 kilos est une cible très raisonnable. 10 kilos est un but qui commence à être ambitieux. 20 kilos signifieraient que vous êtes déjà au-delà de 90 ou 100 kilos, sinon, ce n'est peut-être pas raisonnable de s'imposer un tel amincissement.

Votre indice de masse corporel (IMC) peut vous aider à définir votre objectif de poids. Sur Internet, il existe des calculatrices pour vous fournir la valeur de votre IMC. Cependant, la formule étant très simple, je vous la livre :
IMC = poids (kg) / taille au carré (m²). (Par exemple, si vous pesez 65 kg pour 1,60 mètres, la

formule donne : IMC = 65/(1,60*1,60)=60/2,56=25,4)

Si votre IMC est inférieur à 19, alors vous n'avez pas besoin de lire ce livre car vous êtes considérée en état de maigreur, et ce n'est pas ce qu'il y a de plus élégant contrairement à ce que veulent vous faire croire les médias.

Si votre IMC est compris entre 19 et 25, alors vous avez une corpulence normale. Rien n'empêche de vouloir passer de 25 à 22 afin de s'affiner légèrement, sans devenir trop maigre.

Si votre IMC est compris entre 25 et 30, alors vous êtes en léger surpoids. Il n'y a rien de grave à cela, cependant il est possible que vous souhaitiez perdre quelques kilos superflus.

Si votre IMC est supérieur à 30, alors cela est considéré comme le début de l'obésité. Elle reste très modérée avec un IMC à 30, pourtant c'est ainsi que l'OMS (Organisation Mondiale de la Santé) a fixé le barème de cet indice.

Maintenant, à vous de juger. Prenez un crayon, et notez l'objectif de poids que vous souhaitez atteindre. C'est un effort à ne faire qu'une fois.

ATTEINDRE CET OBJECTIF DE POIDS

On peut manger de tout, varié et équilibré. Il ne s'agit pas ici d'un régime dans le sens d'une diète ou de se focaliser sur un type d'aliment. Il s'agit simplement de prendre conscience et de rester raisonnable dans les quantités dont vous avez besoin d'absorber par rapport à vos dépenses énergétiques et votre objectif d'amincissement. La clé de l'amincissement réside principalement dans la différence entre la quantité de calories que vous allez absorber (les apports), et celles que vous allez brûler (les dépenses). Plus cette différence est grande, et plus la variation de corpulence sera rapide. Attention cependant, plus les variations de différence sont grandes, et plus votre corps aura tendance à stocker des réserves pour palier à ses apports énergétiques incertains. Donc vous devez simplement avoir une différence constante jusqu'à la quasi-obtention de votre objectif, puis progressivement revenir à une différence nulle. (La progressivité sera abordée dans le chapitre sur les méthodes.) Hors anomalie hormonale particulière, vous êtes certaine d'atteindre votre objectif en respectant cette discipline. Malheureusement, c'est sur ce dernier point que se situe le plus grand nombre d'échecs.

Votre plus gros ennemi est votre "gourmandise". Son arme est la tentation. Votre rempart est la discipline. Cette dernière se construit et s'entretient de différentes façons.

J'entends par "gourmandise", la réponse à un manque. Ce manque peut avoir une multitude d'origines : relationnelle, amoureuse, personnelle, matérielle, voire totalement superficielle comme satisfaire cette envie de barre chocolatée suscitée par la publicité qui se trouve sous vos yeux en feuilletant un magazine. Votre besoin de répondre à un manque pourra se manifester par une tentation, une envie, une pulsion. Un des symptômes qui nous intéresse ici sera la gourmandise, c'est à dire le fait de manifester un appétit peu régulé (car vous seriez trop réceptive voire vulnérable aux pulsions qui vous viennent).

Une des manières de réguler cet appétit, ou même de réguler ce manque indéfini et d'origine indéterminée, est la méditation (et/ou le sport – je le dis au cas où certaines s'y résoudraient plus que d'autres). Je vous rappelle que l'important réside ici dans une certaine discipline. Cette dernière n'est pas nécessairement proportionnelle à notre maturité, et cela aide mais ne suffit pas de posséder une certaine force de caractère. La discipline personnelle peut se développer et nous aborderons cela dans le chapitre sur les méthodes.

LES METHODES

Ici réside l'aspect pratique du guide.

METHODE POUR COMPTER ET SUIVRE SES APPORTS ET DEPENSES CALORIQUES

Petit-déjeuner

Partant du principe que bon nombre d'individus ne varie pas souvent leur petit-déjeuner, notez les différents types de petit-déjeuner que vous prenez habituellement. Cela peut être le même tous les jours, comme il peut varier lors des week-ends ou lors de déplacements, voyages ou séjour à l'hôtel. Notez simplement vos différents petits-déjeuners habituels. (Si vous ne voyagez pas spécialement, et que vous dégustez des croissants uniquement le dimanche, vous relèverez deux types de petit-déjeuner, celui de la semaine et du samedi, et celui du dimanche avec les croissants et peut-être les deux verres de jus d'orange au lieu d'un.)

Puis indiquez la correspondance en kilocalories grâce à un tableau de référence que vous trouverez facilement sur Internet. Cet effort ne sera à faire qu'une seule fois si vos petits-déjeuners sont souvent similaires d'un jour à l'autre ou d'une semaine à l'autre.

Déjeuner et dîner (et collation)

Ici nous simplifierons pour ne pas se lancer dans une véritable analyse diététique. La variété des repas pouvant être proche de l'infini, nous resterons basiques. Pour une analyse plus fine, il suffira d'avoir une granularité plus petite dans l'application de la méthode.

Nous allons compter un repas servi par vos soins en restant raisonnable : 500 kcal

Un repas servi généreusement ou garni d'aliments riches (à forte densité énergétique) : 800 kcal

Un repas à la sauvette (mangé en 15 minutes le midi avant de retourner travailler) : 400 kcal

Un repas type plateau télé devant le football (pizza/bière) ou kebab : 1200 kcal

Un repas au restaurant/brasserie : 800 kcal

Un repas au restaurant gastronomique : 700 kcal

Un repas de famille ordinaire : 600 kcal

Un repas de famille pour événement particulier (par exemple un mariage) : 1000 kcal

Ces valeurs sont des ordres de grandeurs qui

peuvent être très variables en fonction des situations. Par conséquent, elles ne peuvent pas être considérées comme des valeurs strictes.

Au regard de la grille de repère ainsi fournie, si vous avez la main lourde pour tous vos repas du soir, vous noterez qu'il suffit d'avoir la main plus légère pour réduire sérieusement l'apport énergétique global de la semaine. Ou si vous engloutissez deux pizzas par semaine, vous conviendrez qu'il suffit de n'en prendre plus qu'une fois par semaine pour diminuer vos apports sur dix jours.

Cela peut paraître évident, pourtant il est bien d'essayer de mieux se le représenter.

Vous disposez maintenant d'une grille de repère, et vous pouvez adapter les chiffres si vous estimez être en mesure de fournir une appréciation plus précise. Par exemple, si vous effectuez un calcul plus pointilleux prenant en compte chaque aliment séparément et leur quantité ingérée.

Avec ces valeurs de repère, vous pouvez ainsi

aisément compter les apports énergétiques (certes approximatifs, néanmoins cela suffit généralement pour prendre conscience de la différence entre les apports et les dépenses, et commencer les premiers ajustements.)

Une fois par jour, dans un carnet/agenda/fichier Excel ou équivalent/bloc-notes sur votre smartphone, vous pourrez noter ces trois valeurs (petit-déjeuner, déjeuner et dîner, voire collation le cas échéant), ainsi qu'une valeur correspondant à votre niveau de besoin énergétique.

Besoin énergétique moyen (à affiner par individu, ce sont des valeurs indicatives) :
- Journée passée au lit ou sur le canapé :
pour une femme: 1800/1900 kcal,
pour un homme : 2200/2400 kcal.
- Journée normale (équivalent à 30 minutes de marche rapide dans la journée) :
pour une femme : 2000/2200 kcal,
pour un homme : 2500/2700 kcal.
- Journée très active :
pour une femme : 2300/2400 kcal,
pour un homme : 2900/3050 kcal.
- Journée très sportive :
pour une femme : 2400/2600 kcal,
pour un homme : 3400 kcal.

Il suffira ensuite de faire la somme des apports (ce que vous avez ingéré) et d'en retrancher votre besoin énergétique de la journée pour avoir le bilan calorique du jour. S'il est négatif, votre corps prélèvera de l'énergie dans ses réserves. S'il est positif, votre corps rechargera ses réserves afin d'en avoir pour le prochain déficit.

Vous avez compris, pour maigrir, il faudra avoir un déficit tous les jours jusqu'à l'objectif de poids que vous vous êtes donné, puis un bilan nul (ni négatif ni positif) une fois l'objectif atteint.

Voyons maintenant comment réguler vos apports et dépenses énergétiques pour maintenir le déficit souhaité et atteindre l'objectif de poids fixé.

Synthèse

Estimez vos besoins journaliers en kilocalories à l'aide d'une calculatrice dédiée que vous trouverez facilement sur Internet.

Faîtes-vous une table (ou utilisez la table de référence précédemment énoncée au début de ce chapitre) pour avoir l'ordre de grandeur des apports caloriques de vos repas habituels. Pensez aux collations.

Remplissez un fichier tableur avec les apports que vous absorbez chaque jour (typiquement, chaque soir, passez 5 minutes à faire cela).

Déduisez-en vos besoins journaliers, et vérifiez que le résultat est faiblement négatif (environ -10% de vos besoins quotidiens).

Recevez gratuitement un modèle de fichier tableur pour vous aider. Disponible aux formats Microsoft Excel (fichier xls) et Open Office Calc (fichier ods) en vous inscrivant sur http://brioud.com/fr/sqz-fr-mgr.html

METHODE POUR REGULER SES APPORTS ET DEPENSES CALORIQUES

Essayez d'aligner au mieux les dépenses et les apports, tout en maintenant l'écart désiré entre les deux (un peu moins d'apport que de dépense). Nécessairement, d'un jour à l'autre, il y aura des variations dans vos dépenses énergétiques (même si vous ne pratiquez pas de sport, il y a des jours où vous êtes plus active que d'autres). Essayez alors d'adapter en conséquence vos apports énergétiques de la journée, tout en respectant la différence prévue entre les deux.

Comme vous le savez, pour maigrir, il convient de créer un déficit tous les jours jusqu'au poids cible que vous vous êtes attribué, puis un bilan nul (ni négatif ni positif) une fois l'objectif atteint.

Ce déficit devrait être de l'ordre de 10% (à 15%) de votre dépense énergétique. Si vous dépensez 2000 kcal dans la journée, n'en ingérez que 1800. Si vous dépensez 1600 kcal dans la journée, n'en ingérez que 1450. C'est approximatif. Ne soyez pas excessive. Gardez une alimentation variée. Buvez suffisamment d'eau (1,5 L/jour même sans activité sportive) car cela ne vous fera pas grossir et nourrira votre corps d'éléments essentiels. Sachez que vos réserves énergétiques ne contiennent pas de vitamines. Ces réserves peuvent vous fournir uniquement de quoi produire de l'énergie pour faire fonctionner vos muscles et vos organes vitaux. Il n'y a pas de quoi entretenir les cellules du cerveau, la régénération de la peau, et j'en passe. Donc soyez consciente qu'il est inutile, voire imbécile, de sauter un repas.

En utilisant la méthode pour compter votre bilan énergétique quotidien, vous pouvez maintenant vous en servir pour réguler vos apports en fonction de vos dépenses. Ceci afin de maintenir un déficit d'environ 10% jusqu'à la quasi-obtention de l'objectif, puis environ 5% jusqu'au poids visé, puis approximativement 0% une fois le poids atteint.

Si l'objectif est ambitieux (plus de 10 kg de perte de poids), on peut commencer par un déficit de 10 à 15% pour les trois premières semaines. Cependant il faut revenir à un déficit de 10% ensuite car il n'est pas bon de trop peu manger comme vous pouvez vous en douter, et votre moral en prendra un coup.

(Il existe des régimes hypocaloriques qui créent un déficit de plus de 20% pendant trois semaines, puis 15% la quatrième semaine, puis 10% la cinquième semaine, puis l'équilibre ensuite. Ces régimes sont très traumatisants, et impliquent une baisse de forme, voire le risque de tomber plus facilement malade, et d'autres complications possibles. Ce n'est pas le propos de ce livre, mais c'est clairement une version extrême du propos de ce livre. Restez attentive, et prenez soin de vous. Cela est le propos de ce livre.)

Bien entendu, une fois l'objectif atteint, il n'est pas grave de varier de 0 à +5% voire même +10% de temps en temps. L'important est que vous restiez globalement à 0% sur dix jours, et en évitant un excès deux jours d'affilés. Mais comme vous le savez maintenant, les variations de déficit sont à éviter, et les apports doivent être (approximativement) ajustés aux dépenses.

Concernant la courbe de perte de poids, elle va être dégressive. C'est à dire que vous allez maigrir plus vite au début. Par exemple, pour un objectif de 5 kg à perdre, vous pourriez perdre 1 kg la première semaine (ce qui est déjà beaucoup), puis 0,750 kg la semaine suivante (vous seriez alors très fatiguée si vous suiviez une telle perte de poids, à moins d'être en très grosse surcharge pondérale), puis 0,5 kg la semaine suivante (bis repetita). Puis si vous faites bien les choses, votre perte de poids ralentira jusqu'à une moyenne de 0,5 kg pour deux semaines, puis pour trois semaines, puis pour un mois. Puis vous stabiliserez votre poids sur plusieurs semaines (au moins quatre semaines) afin de conserver de bonnes habitudes alimentaires et de permettre à votre corps de considérer ce poids et cet apport énergétique comme normal. Puisque vos dépenses et vos apports énergétiques seront équilibrés, cela devrait bien se passer et il n'y a pas de risque d'effet yoyo. (Les chiffres utilisés sont un exemple pour expliquer comment devrait se passer votre amincissement pour éviter le yoyo, ils ne sont pas à prendre pour modèle dans votre cas particulier.)

À noter, pour perdre 1 kilo (de graisse), il faut cumuler un déficit d'environ 7000 à 9000 kcal (suivant les personnes et les conditions de vie). Alors ne comptez pas perdre 1 kg par semaine pendant plusieurs semaines d'affilées car cela ferait vraiment beaucoup, et vous risqueriez autant des problèmes de santé qu'un effet yoyo prévisible. À titre de référence, avec un besoin quotidien de 2000 kcal par jour, pour garder sa ligne, il faut manger 14000 kcal en une semaine (2000 kcal x 7 jours). Si on veut en retirer 8000 kcal pour perdre 1 kg, cela revient pratiquement à ne manger qu'un tiers de son assiette habituelle à chaque repas, c'est trop violent ! Et au-delà des calories, il vous manquerait des nutriments, minéraux et vitamines pour être en forme.

Pour perdre autant en si peu de temps, il faut soit avoir vraiment beaucoup de kilogrammes à perdre en étant en très forte surcharge pondérale, soit pratiquer une activité physique dans le but de perdre du poids. Cependant, la pratique d'un sport étant exclue du propos de ce livre, je ne prendrai pas ce cas de figure. Par conséquent, restez raisonnable dans le temps que vous vous accordez pour atteindre votre objectif, cela se déroulera vraisemblablement sur plusieurs mois.

En guise de référence, pour perdre 1 kg (8000 kcal) en deux semaines, si vous avez besoin de 2000 kcal par jour, il faut manger environ les deux tiers de son assiette à chaque repas. (2000 kcal x 14 jours = 28000 kcal, auquel on retranche 8000 kcal pour perdre 1 kg, cela fait un peu moins d'un tiers à retrancher.) C'est encore assez violent.
Et pour perdre 1 kg en un mois, il faut retirer entre

10% et 15% de son assiette à chaque repas. Cela devient raisonnable et réaliste. L'effort à faire est gérable.

Pour rappel, votre plus gros ennemi est votre "gourmandise". Son arme est la tentation. Votre rempart est la discipline. Cela se construit et s'entretient de différentes façons. C'est l'objet du prochain chapitre : comment renforcer sa discipline et atténuer la sensation d'effort insoutenable.

Synthèse

Avec le fichier tableur que vous remplissez depuis le chapitre précédent, ajoutez une ligne pour indiquer les objectifs de déficit par jour. (Typiquement -10% de vos besoins pour les premières semaines, puis -5% pour les suivantes, puis 0%).

Faites-en sorte que le déficit que vous calculez chaque jour corresponde à peu près à votre objectif en ajustant vos apports (ou vos dépenses si vous augmentez votre activité).

S'il y a un écart de quelques pourcents, ce n'est pas grave, surtout que cela reste approximatif. L'important est d'essayer de ne pas faire n'importe quoi dans vos apports caloriques.

Recevez gratuitement un modèle de fichier tableur pour vous aider. Disponible aux formats Microsoft Excel (fichier xls) et Open Office Calc (fichier ods) en vous inscrivant sur http://brioud.com/fr/sqz-fr-mgr.html

METHODE POUR RENFORCER SA DISCIPLINE ET ATTENUER LA SENSATION D'EFFORT INSOUTENABLE

Saurez-vous persévérer dans le temps ? Conserverez-vous la motivation de faire en sorte de garder votre ligne ? Subirez-vous une sensation d'effort insoutenable avant d'atteindre votre objectif ?

Que signifie renforcer sa discipline et atténuer la sensation d'effort insoutenable ?

Qu'est-ce que la discipline ?

Comme nous l'avons évoqué plus haut, votre pire ennemi est probablement vous-même, à travers la gourmandise ou un accès de faiblesse. Faire attention à votre alimentation un jour ou deux est faisable pour tout le monde. Continuer l'effort dans le temps, et donc atteindre son objectif de perte de poids, devient le talon d'Achille de nombreuses personnes. C'est pour cette raison qu'une partie du livre est axée sur ce point. Nous appellerons cela la discipline, ou plutôt l'autodiscipline.

Qu'est-ce que l'autodiscipline ? C'est la faculté à résister à une pulsion qui vous ferait dévier de votre objectif.

Plaisir et discipline

Naturellement, on a tendance à se dire que ça sent la contrainte à longueur de journée. Cela pourrait s'avérer éprouvant, et ce n'est pas le but. Ce que vous voulez, c'est perdre quelques kilogrammes, et non vous s'astreindre à une discipline de fer. Et bien justement, permettez-moi de vous faire voir les choses autrement.

La discipline pourrait vous apporter du plaisir dans votre période de perte de poids contrôlée.
En effet, le plaisir immédiat de manger une bonne part de pizza est à mettre au regard du plaisir bien plus consistant d'avoir votre ligne retrouvée, de se trouver belle, et de se savoir séduisante. Aussi, tout

est une question d'équilibre, entre les pulsions qui nous viennent et la motivation d'atteindre notre objectif sur un plus long terme.

Une clé : la motivation est prolongée par l'autodiscipline

Ici réside la clé que vous devez bien saisir. La motivation que vous avez au moment de décider de perdre du poids devra être prolongée par votre autodiscipline. En effet, cette motivation est souvent très intense au moment de vous lancer, puis s'étiole rapidement.

Combien de décisions fermes et définitives ont déjà été prises : "Cette fois c'est la bonne, je vais perdre les 10 kg que j'estime superflus" ? Votre motivation vous aide à être raisonnable les deux premiers jours. Ensuite, la motivation baisse naturellement. Et si votre discipline ne prend pas le relais, vous multiplierez probablement les écarts en cessant d'estimer les calories ingérées et dépensées chaque jour, ou en ne faisant pas trop attention aux aliments choisis et à leur apport nutritionnel. Finalement, votre discipline personnelle est la source de votre liberté.

Liberté (face à vos pulsions) et discipline

Chaque être humain voit son comportement régi par des décharges hormonales. C'est cela qui le conduit à passer à l'action ou au contraire à ne rien faire. C'est aussi ces hormones qui vont guider le choix de l'action, entre choisir tel ou tel aliment, se resservir, préférer aller se promener, ou autre. Ainsi présentés, on pourrait penser que nous sommes pratiquement esclaves de notre biochimie. C'est une idée guère plaisante, voire réductrice, et pourtant assez vraie.

Cependant, par un travail sur vous-même, vous pouvez altérer vos décharges hormonales. Par exemple, la méditation est bien connue pour atténuer son taux de stress, c'est à dire le taux de cortisone dans le sang. Il en va de même pour gérer vos actions au quotidien. Avec un travail sur votre autodiscipline, vous pouvez vous libérer d'un bon nombre de vos pulsions, ces dernières étant le fruit de décharges hormonales incontrôlées. Voyons comment développer cette autodiscipline.

L'autodiscipline peut se développer comme un muscle

L'autodiscipline peut se développer comme un muscle. Prenons cette analogie pour illustrer le propos. Mettons que vous puissiez soulever un poids de 10 kg, mais dans l'incapacité d'en accomplir autant avec 15 kg car cela est vraiment trop lourd. Vous pourriez alors vous exercer tous les jours en soulevant 11 kg la première semaine, puis 12, puis 13, et ainsi arriver à 15 kg en quelques semaines tout au plus. Et si vous vouliez réussir à soulever 30 kg, vous pourriez procéder de la même manière pour finalement atteindre votre objectif. Cela s'appelle de l'entraînement, et devinez quoi, cela demande un minimum de discipline.

Donc plus vous développerez votre discipline personnelle, et plus vous serez apte à la développer. On peut en déduire que ça sera peut-être un peu plus difficile au début, néanmoins rassurez-vous, nous avons tous un minimum de discipline. Ne sommes-nous pas adultes et responsables ?
Alors voyons comment se développe l'autodiscipline en pratique.

La naissance d'habitude saine

Nous avons vu que votre discipline permettra de

prolonger votre motivation initiale et de l'inscrire dans les actes. Nous aussi avons vu que la discipline est la faculté à ne pas se laisser aveuglément guider par ses pulsions. Et bien, pour faire durer votre motivation initiale et éviter de déroger à de nouvelles règles, dans la pratique nous instaurerons de nouvelles habitudes. Cela peut-être des habitudes alimentaires, mais aussi des habitudes d'activité ou de méthode. Nous pourrions prendre l'habitude d'aller chercher sa baguette à pied plutôt qu'en voiture, comme nous pourrions prendre l'habitude de préparer les aliments à la vapeur plutôt que dans une poêle saturée de matière grasse. Ce sont des possibilités d'habitude parmi tant d'autres.
Nous aborderons la question des nouvelles bonnes habitudes saines à adopter au prochain chapitre.

Notez bien que c'est le fait d'adopter de nouvelles habitudes qui permettent de ne pas avoir l'impression de subir un effort insoutenable pour atteindre votre objectif de perte de poids. Cela deviendra tout bonnement naturel, puisque ce sera une habitude pour vous. Aussi, vous aurez besoin de moins de discipline pour vous tenir à votre ligne, puisque cela sera une habitude assimilée... et "habituelle".

L'autodiscipline apporte l'accomplissement et la satisfaction, voire la fierté.

Pour finir sur l'autodiscipline, en espérant que ce chapitre ne vous aura pas découragée, prenez conscience que votre autodiscipline vous apportera accomplissement et satisfaction, voire de la fierté. Pensez à l'objectif de perte de poids que vous vous êtes défini, et acceptez l'idée que c'est votre discipline qui vous permettra d'atteindre cet objectif, quelle que soit la motivation initiale, et quelle que soit la difficulté de l'objectif. La naissance de nouvelles habitudes est à la fois la manifestation en pratique de votre discipline et en même temps le soulagement de vos efforts disciplinaires. Une fois intégrées, ces nouvelles habitudes vous permettent de réguler et maintenir votre nouveau poids.

Synthèse

Une Pulsion (vouloir se trouver belle dans cette petite robe rouge) engendre la Motivation (vouloir perdre du poids), appliquée grâce à la Discipline (faire le nécessaire pour perdre du poids), qui se transforme en une nouvelle Habitude (Faire ce qui est habituel pour conserver sa ligne).

La motivation initiale ne dure qu'un temps. Elle perd en intensité au fur et à mesure que le temps passe, voire peut totalement disparaître.

Une Autre Pulsion (vouloir reprendre une part de pizza OU la frustration et la lassitude donnant l'envie de ne plus faire attention à rien) est contenue par la
Discipline (utiliser une des techniques ci-dessous pour résister à cette envie passagère – à savoir, la respiration lente pour le premier cas, ou le laisser aller pour le deuxième cas). Puis, le cas échéant, apprenez à gérer votre culpabilité avec des méthodes de relaxation et de maîtrise de l'anxiété.

À terme, vous n'éprouverez plus de pulsion allant à l'encontre du maintien de votre ligne, grâce à vos Habitudes nouvellement adoptées.

Comment faire ?

Voyons maintenant comment maîtriser vos pulsions, muscler votre discipline et développer de nouvelles habitudes afin d'atteindre l'objectif de perte de poids que vous vous êtes fixé.

Pensez en termes d'avantages et non de contraintes

Rappelez-vous tous les jours les avantages que vous retirez à atteindre votre objectif. Focalisez-vous sur les résultats, cela permet d'entretenir votre motivation.

Exemple : Votre époux vous dit plus souvent combien vous êtes belle. OU Les hommes se retournent plus souvent à votre passage dans la rue. OU Vous êtes plus souvent abordées lors d'événements pendant lesquels vous êtes susceptible de faire des rencontres. OU Vous pouvez enfin remettre cet ensemble dans lequel vous vous sentez séduisante.

Allez-y progressivement

Commencez par de petits efforts faciles avant de vous demander plus. Cela permet de muscler progressivement votre discipline.

Exemple : Aujourd'hui, je ne prends qu'une seule part de gâteau. Demain ou la semaine prochaine, j'en prendrai une plus petite.

Gratification

Gratifiez-vous pour chaque réussite. Cela permet de réduire la sensation d'effort, et vous encourage dans votre démarche au quotidien.

Exemple : Si je parviens à ne pas manger de fast-food pendant deux semaines, alors je peux m'offrir ce DVD que j'hésite à acheter. OU Si, pendant deux semaines, je réussis à me limiter à deux restaurants par semaine au lieu de trois habituellement, alors je m'offre ce petit haut qui me plaît bien et que j'ai vu en vitrine tout à l'heure.

Faites un rappel de votre nouvelle habitude

Faites-vous un mémo sur votre téléphone ou sur votre miroir de la salle de bain pour vous rappeler la nouvelle habitude à prendre. Précisez bien le moment de l'appliquer pour qu'elle soit prise en compte à l'instant où vous en aurez besoin. La force de l'habitude finira par s'installer. Certains disent qu'il faut trois semaines pour installer une nouvelle habitude. Pour ma part, je pense que cela est très variable d'une personne à l'autre et suivant l'habitude à prendre. Cependant, il est certain qu'en faisant l'effort de prendre la même habitude chaque jour, elle devient effectivement une habitude qui ne demande plus aucun effort. (Au contraire, il faudra des efforts pour perdre une habitude, mais cela concerne uniquement les mauvaises habitudes. Donc il n'y a pas de souci à se faire pour les saines habitudes.)

Exemple : Programmez un rappel tous les soirs à 19h sur votre smartphone indiquant ceci : "Le soir, il faut manger léger, et au moins 3h avant le coucher". Au fur et à mesure des jours, ou semaines, ou mois, vous prendrez probablement l'habitude de manger raisonnablement le soir, et de ne pas tarder avant de vous mettre à table afin de laisser s'écouler suffisamment de temps avant le coucher.

Bilan hebdomadaire

Chaque semaine, faites un bilan pour constater votre progression. La première semaine ne sera pas forcément encourageante, pourtant, à partir de la deuxième semaine, vous serez contente. Cela vous permettra de vous remettre en ordre de bataille si vous constatez un égarement, ou de vous complimenter si vous avez atteint votre objectif de la semaine. Par ailleurs, le fait de visualiser ses résultats en les notant sur une feuille, un cahier ou un fichier Excel permet de mieux progresser. (Cela stimule positivement votre inconscient.)

Exemple : Notez votre poids tous les lundi matin, dans votre agenda, et uniquement le lundi matin. (Jamais plus d'une fois par semaine, et toujours le même jour et au même moment, par exemple au lever.) Ne vous en voulez pas s'il n'est pas aussi petit que ce que vous souhaitiez, et vous avez une semaine pour corriger le tir.

Savoir se ménager

Si les efforts demandés sont trop importants, il suffit de revoir à la baisse l'objectif de court terme et accepter d'atteindre l'objectif à long terme un peu plus tard. Il ne faut pas culpabiliser, nous ne sommes que des êtres humains, et le but n'est pas de se torturer mais au contraire de retrouver la ligne rêvée et atteignable qui a été définie comme objectif.

De même, il y aura de temps en temps des écarts de

conduite sur les habitudes saines que l'on tente de s'inculquer. Il ne faut pas dramatiser, et simplement ne pas s'y attarder afin de reprendre la bonne habitude.

Exemple : Vous jouissez d'un repas festif, avec une grande surconsommation de nourriture et d'alcool, tout en ayant peu dormi. Ce n'est rien, il est bien de s'amuser aussi. Il ne faut pas surcompenser le lendemain en se privant de manger. Il suffit de reprendre ses bonnes habitudes le lendemain, et ne pas être trop sévère avec soi au moment du bilan hebdomadaire. L'objectif n'est aucunement remis en cause pour autant. Au pire, il est à peine retardé.

Gérer son réservoir de volonté et d'énergie, limitez la frustration et le découragement

La volonté est limitée pour chaque individu et il n'est pas raisonnable de s'astreindre sur trop de choses à la fois. Définissez ce qui est important pour vous et exercez votre volonté sur ces priorités.

Un découragement passager se produira, certainement plusieurs fois avant que vous atteigniez votre objectif. Cela est normal. Ne vous arrêtez pas dessus et reprenez simplement le chemin de votre objectif une fois l'égarement momentané passé.

Il en va de même pour les frustrations que l'on peut encaisser. Si vous les cumulez, vous vous compliquez la tâche. Alors là aussi, il convient de choisir ce qui devrait vous occuper et ce qui ne devrait pas faire partie de vos frustrations.

Par ailleurs, votre volonté sera renforcée et votre frustration atténuée simplement en vous assurant de bien manger et bien dormir. Ne vous mettez pas dans des situations exagérément hypocaloriques ou exténuantes, et essayez de respecter le minimum de sommeil conseillé (à savoir sept à huit heures par nuit).

Exemple : Entre le nouveau client très exigeant au travail, les enfants qui vous en demandent beaucoup ces temps-ci, et votre époux qui ne vous aide pas assez à votre goût en ce moment particulièrement prenant, il devient difficile de gérer correctement son alimentation. Prenez une minute pour réorganiser certaines activités, ou la répartition des tâches, au travail et/ou à la maison, afin de sortir un peu la tête de l'eau et garder le contrôle sur vos objectifs alimentaires. Puis, rendez naturellement le change lorsque les situations prenantes se seront apaisées pour vous, mais malheureusement compliquées pour d'autres.

Gérer une pulsion

Utilisez un exercice de respiration lente. C'est une technique comme une autre et c'est efficace. (Très utile pour les personnes anxieuses ou dispersées).

Il s'agit d'inspirer pendant 3 secondes, puis d'expirer pendant 3 secondes. Vous exercez cela une quinzaine de fois, et la pulsion sera fortement amoindrie voire oubliée.
Cela paraît simpliste, et ça l'est. Pourtant cela est aussi très efficace, alors le moment venu, ne vous en privez pas.

Exemple : Vous passez devant une boulangerie qui sait particulièrement bien mettre en évidence ses prestations pâtissières en vitrine. Entre le Paris-brest et la mini-charlotte aux fraises, vous salivez déjà. La pulsion est bien là.
Détournez le regard et pratiquez une respiration lente (3 secondes d'inspiration, 3 secondes d'expiration, le tout 15 fois). Profitez-en pour continuer votre chemin, et votre esprit passera à autre chose sans aucun regret ! Ce n'était qu'une

pulsion, potentiellement favorisée par votre hypoglycémie, ou votre stress, ou encore l'ennui d'un moment. Elle aura été éphémère, ce qui n'aurait pas été le cas de votre petit écart de conduite. (Sauf s'il eût été vraiment exceptionnel ou habilement compensé, comme déjà évoqué au début de ce livre.)

Synthèse

Vous disposez maintenant de suffisamment d'éléments pour vous aider à tenir le cap.

Cependant, il est important de ne pas prendre les choses trop à cœur. Veillez à vous ménager, afin d'atteindre votre objectif sans frustration. Il est contre-productif de trop vous en demander à vous-même. Il ne faut pas tomber dans l'obsessionnel, cela ne fera qu'engendrer un état anxieux voire dépressif et ce n'est vraiment pas souhaitable. (Vous comprendrez mieux pourquoi je suis soucieux de dispenser cette mise en garde en prenant connaissance d'un autre livre dont je suis l'auteur).

Préservez le plaisir et la variété d'expérience que la

vie peut vous apporter. Il ne faut pas perdre sa capacité à lâcher prise ou à accepter l'inévitable.

Il est normal d'avoir des écarts de conduite, il est normal d'avoir été trop optimiste sur le temps qu'il vous faudra pour atteindre votre objectif, et l'important n'est pas là.

L'important réside dans la réalisation progressive de votre objectif. Et même s'il n'est que partiellement atteint, vous avez déjà pris de bonnes habitudes qui ont amélioré la situation initiale et vous permettent de mieux profiter de la vie. Je pense que le plus fondamental est là. Si vous avez perdu 3 kg en trois mois au lieu de 5 kg en deux mois, ce n'est pas bien grave, et cela devrait déjà vous ravir. La suite viendra progressivement avec le temps, et il est contre-productif de forcer exagérément les choses. Avis à bonne entendeuse.

LES ASTUCES

Ci-dessous suivent un bon nombre d'astuces complétant les méthodes déjà énoncées. Il est probable que vous en connaissiez certaines, seulement cela ne fait pas de mal de les rappeler. Par ailleurs, je suis persuadé que vous en découvrirez de nouvelles. Ainsi, vous serez mieux armée pour accomplir votre objectif de perte de poids.

LE CHOIX DES ALIMENTS

Préférez les sucres lents aux sucres rapides

Les sucres rapides sont les aliments souvent très sucrés au palais tels que les pâtisseries, le pain de mie, les gâteaux, les barres chocolatées et les confiseries en tous genres. Ces aliments provoqueront une augmentation rapide du taux de sucre dans le sang (glycémie), ce qui engendrera un pic d'insuline dans votre sang peu de temps après absorption. En conséquence, votre organisme va d'une part stocker l'excès de sucre sous forme de graisse, et d'autre part, le pic d'insuline préparera une fringale environ 2 heures avant les repas planifiés. (Et vous voyez venir le grignotage d'avant le repas...)

Les sucres lents sont les pâtes, le riz et autres céréales, de préférence sous forme complète. À l'inverse des sucres rapides, les sucres lents font progressivement évoluer le taux de sucre dans le sang. Cela évite les trop-pleins ou les creux, donc diminue le stockage par l'organisme, et élimine les fringales qui font perdre les pédales avant les repas.

Par ailleurs, veillez à ne pas trop cuire les aliments de type sucre lent, sinon ils perdent cette propriété. Par exemple, lorsque vous faites des pâtes, vérifiez sur le paquet le temps de cuisson conseillé et ne dépassez pas cette durée. Au-delà de al dente, les pâtes se dégradent plus rapidement dans l'intestin, et par conséquent se rapprochent des sucres rapides.

Vous l'avez compris, le choix des aliments a une incidence sur le stockage qu'exercera votre corps (trop plein après absorption de sucres rapides), et sur votre attitude vis à vis des quantités absorbées (grignotage avant les repas). Donc, préférez des aliments qui vous calent bien, sous forme de céréales complètes plutôt que sous forme de barres chocolatées.

Les sucres ou graisses cachés

Dans la même veine que vu précédemment, certains

aliments présentent des sucres cachés.

C'est souvent le cas des aliments sucrés préparés tels que les bouteilles de jus de fruit (sucres ajoutés et moins de vitamines). C'est aussi le cas pour les aliments dits "allégés" qui sont en fait déjà trop sucrés, et le reste même après allègement.

Par ailleurs, les plats préparés dans leur très grande majorité sont soit trop sucrés, soit trop gras, soit trop salés. Vous allez me dire qu'on ne peut plus rien manger alors... Et je vais vous répondre que si ! En fait, tout est dans la mesure. Il ne faut simplement pas se nourrir exclusivement de plats préparés, et avoir une alimentation le plus variée possible. Cela ne fait pas de mal de le rappeler. Privilégiez les repas préparés par vos soins (faits maison).

Mangez du pain complet

Les céréales complètes contiennent plus de fibres. Ces dernières rendent la digestion plus lente et plus progressive.

Par ailleurs, la digestion vous demande un peu plus d'énergie. Seulement cela va être un peu limité pour maigrir, il ne faut pas compter que sur ça.

Les aliments riches en acides gras saturés

C'est le cas des biscuits apéritifs, de la charcuterie, des chips, et des cacahuètes. Souvent gorgés d'huile pour leur préparation ou même naturellement, ils n'apportent aucun nutriment nécessaire que vous n'auriez pas pendant votre repas, et ils sont abusivement riches en calories.

Ces aliments sont à limiter fortement en termes de quantité.

Mangez des aliments avec une forte teneur en eau

Dans la continuité de l'astuce précédente, les aliments riches en eau sont généralement aussi bourrés de vitamines et autres nutriments importants pour le corps, et faibles en apport calorique. Donc cela convient particulièrement à notre objectif.

La plupart des fruits et légumes rentrent dans cette catégorie. Ne vous a-t-on pas déjà dit de manger cinq fruits et légumes par jour...

Attention à la consommation d'alcool

L'alcool n'est vraiment pas votre ami pour perdre du poids.

Tout d'abord, il est très calorique (un verre de vin de quinze centilitres contient quasiment 100 kcal). Ensuite, il perturbe votre sommeil et votre métabolisme dans son ensemble. Ainsi, il contribue grandement au stockage de graisse.

De plus, en trop grande quantité (et cela commence dès le deuxième verre), il provoque des inhibitions rendant votre motivation vaine devant un bon plat appétissant, même sans avoir faim.

Et pour finir ce tableau noir, consommé de façon quotidienne, il perturbe votre cerveau au point de favoriser les comportements dépressifs et compulsifs, ces derniers facilitant la consommation irraisonnée de nourriture.

Bref, mollo sur l'apéro !

DES TECHNIQUES POUR MANGER

Mangez lentement

Prenez le temps de prendre des bouchées de taille raisonnable, en mastiquant bien et lentement. Mastiquez chaque bouchée environ quinze fois, l'idée étant surtout de ne jamais avaler de gros morceaux. Patientez un peu entre deux bouchées, cela ne devrait pas être la course pour manger. Savourez chaque bouchée une à une.

Toutes ces précautions sont importantes pour assurer une bonne digestion grâce à une bonne mastication (la salive a le temps de faire son travail), et pour laisser le temps au cerveau d'obtenir l'information de satiété envoyée par l'estomac. Il faut environ vingt minutes pour que ce signal soit déclenché.

Vous pouvez allier repas et contemplation en prenant pleinement conscience des aliments dans votre assiette, de leur couleur, de leur odeur, de leur texture lors de la mise en bouche, puis de leur saveur sur la langue ou au contact du palais.

Cessez de manger lorsque vous n'êtes plus en appétit

Bien qu'il vous ait probablement été répété maintes fois de finir votre assiette, notamment lors de votre petite enfance, prenez conscience que cela n'est pas une obligation. Rien ne vous empêche de placer les restes dans un récipient afin de les finir lors d'un prochain repas. Il en va de même si vous ne finissez pas votre assiette au restaurant, vous pouvez demander à disposer le contenu de votre assiette dans un récipient afin de partir avec. Après tout, vous vous acquitterez du prix de tout votre plat, même si l'assiette n'est pas finie. Et ce repas au restaurant devrait rester un agréable moment, aussi, il est inutile de se gaver comme une oie.

Lorsque vous sentez que l'appétit n'est plus là, voire que vous vous désintéressez complètement de votre assiette, alors votre organisme a ingéré suffisamment de nourriture, en assez de temps pour vous le signaler. Alors il est inutile dans ajouter, sous peine de reconstituer les stocks de réserves que vous comptiez justement voir disparaître.

De même, il n'est pas obligatoire de finir toute la sauce qu'on a mise en coin de l'assiette, sans pour autant s'en priver pour le repas.

Apprenez à limiter vos apports

Évitez de vous resservir à manger, cela est mauvais signe pour votre gestion de l'alimentation. Apprenez à réduire progressivement la quantité de nourriture que vous consommée en commençant par ne pas vous resservir même si l'envie vous prend. Buvez un verre d'eau et patientez deux minutes pour voir si cela passe.

De même, apprenez à réduire la portion que vous vous servez la première fois. Il ne s'agit pas de s'interdire de manger, seulement de prendre conscience que si vous conservez les mêmes habitudes alimentaires, et dans les mêmes proportions, alors il n'y a pas de raison de constater une amélioration dans votre tour de taille.

Une astuce pour tromper votre cerveau consiste à se servir dans une assiette à dessert, plus petite qu'une assiette à plat principal.

Restez concentrée pendant le repas

Il est déconseillé de faire autre chose pendant votre repas, au risque de ne pas prendre son temps pour manger ou ne pas faire attention à la quantité ingérée, ni de ressentir le sentiment de satiété. Par conséquent, évitez la télévision pendant le repas afin de manger lentement, en mastiquant bien, et d'être réceptive à la baisse de votre appétit.

Évidemment, si vous partagez votre table, vous allez discuter. Alors pensez simplement que vous êtes aussi en train de manger, prenez votre temps entre deux bouchées, et vérifiez que l'appétit est encore présent lorsque vous arrivez dans les dernières bouchées de votre assiette.

Se remplir le ventre en début de repas

Une astuce toute simple pour réduire la portion alimentaire que vous allez vous servir lors d'un repas consiste à boire un grand verre d'eau et/ou une soupe en début de repas. Pas cher et efficace.

Bien entendu, il ne faut pas se nourrir exclusivement de cela. Mais si vous avez l'habitude d'avoir la main lourde lorsque vous vous servez, alors cette astuce peut vous rendre plus raisonnable. Dans le même genre, avant d'aller au restaurant ou chez des amis, vous pouvez boire un grand verre d'eau ou manger une pomme afin de limiter l'apéritif ou d'éviter de finir une assiette abusivement servie. L'eau, ainsi que la pectine contenue dans la pomme sont des coupe-faim naturels.

DE BONNES PRATIQUES

Apprenez à différencier la carence alimentaire de la faim

Lorsque votre corps manque d'une substance en particulier, il peut vous envoyer le signal de faim afin de pourvoir à son besoin. Cependant, cette carence alimentaire ne sera pas satisfaite simplement en mangeant, en particulier si vous mangez la même chose que les derniers repas. Vous continuez alors à avoir faim, sans avoir besoin de calories supplémentaires, mais simplement d'une vitamine ou un nutriment trop peu présent dans votre alimentation.

Par conséquent, il est important de varier son alimentation afin d'éliminer les signaux liés aux carences. Cela évitera de manger plus que nécessaire, et bien sûr, vous placera en meilleure disposition puisque affranchie de carence alimentaire.

Approvisionnez le réfrigérateur après manger

Lorsque vous allez faire vos courses pour remplir le réfrigérateur, faites-le de préférence avec le ventre plein afin d'éviter de succomber aux multiples tentations que la machine bien huilée du marketing tente de provoquer chez vous.

En effet, il est facile de céder devant un emballage de gâteau au cœur chocolaté coulant lorsqu'on a le ventre vide... Avis à bonne entendeuse.

Mangez des pommes

Nous avons déjà cité la pomme pour se remplir le ventre avant un repas, d'autant plus s'il est festif. On peut étendre le principe en l'appliquant avant chaque repas (petit-déjeuner, déjeuner et dîner). En effet, la pectine contenue dans la pomme favorise l'arrivée du sentiment de satiété. Par ailleurs, une pomme est peu calorique (environ 50 calories pour 100 g suivant les variétés de pomme). Ainsi, vous réduirez facilement les quantités absorbées à chaque repas, ce qui abaissera significativement votre apport calorique de la journée.

Ne vous couchez pas immédiatement après le repas

En allant se coucher dans les deux à trois heures après le dîner, vous ne laissez pas le temps à votre corps d'amorcer convenablement sa digestion. Cela aura pour conséquence de favoriser le stockage de graisse. Par ailleurs, vous vous privez de la dépense énergétique que vous devriez avoir entre le dîner et le coucher, même si vous êtes devant la télévision ou un bon livre.

Prenez vos repas à heure fixe

En prenant vos trois repas quotidiens à heure fixe, vous créez une habitude. Votre corps intégrera cette habitude et cela réduira chez vous l'occurrence de fringale avant les repas car votre organisme gérera mieux son taux de sucre dans le sang.

Vous pouvez étendre l'application de cette astuce à votre sommeil en vous couchant et levant tous les jours à la même heure. Cela provoquera de multiples avantages par l'amélioration de la qualité de votre sommeil, et donc aussi votre faculté à atteindre votre objectif de poids.

Dormez huit heures par nuit

Dans la continuité de l'astuce précédente, il est important de se coucher à heure fixe et aussi de dormir suffisamment d'heure. En général, l'adulte a besoin de huit heures de sommeil. Cela est nécessaire pour un bon fonctionnement de votre organisme, ainsi que pour garder sa motivation au quotidien.

Par ailleurs, le manque de sommeil provoque une augmentation de l'appétit. En effet, trop peu de sommeil engendre un déséquilibre hormonal, favorisant ainsi la faim. La nuit, votre organisme synthétise de la leptine, une hormone entrant dans le mécanisme de régulation de l'appétit en tant que coupe-faim. En dormant trop peu, cette hormone est en quantité insuffisante, et cela augmente votre appétit la journée. À l'inverse, un taux suffisant de cette hormone synthétisée la nuit vous permet de perdre du poids sans effort (en évitant de dévorer tout ce qui passe sous votre regard à cause d'un appétit déréglé).

Videz vos placards

Si votre garde-manger est rempli de gâteaux ou autres gourmandises, il y a fort à parier que vous succombez parfois à quelques grignotages compulsifs.

En vidant vos placards, vous pouvez vous éviter ces grignotages, et aussi la frustration d'y résister.

À défaut de vider vos placards, surtout si vous avez des enfants, alors la moindre des choses est de rendre invisibles leur contenu. Cela limite les tentations. Surtout lorsque votre taux de sucre sanguin est faible, votre cerveau sera particulièrement vulnérable à la vue de ce qui pourrait être englouti. En effet, il anticipera la saveur et la satisfaction d'avoir mangé en voyant ce qui pourrait vous apporter un peu de sucre.

"Il faut petit-déjeuner comme un roi, déjeuner comme un prince et dîner comme un pauvre."

Bien souvent, au quotidien, nous prenons un petit

déjeuner léger et rapide, un déjeuner plus ou moins copieux, et un dîner trop important. C'est à dire pratiquement l'inverse du dicton. Cela est bien dommage car nous dépensons la plus grande partie de nos calories au cours de la journée, c'est pour cela qu'il est préférable de bien manger dès le matin, et de limiter les quantités le soir. De plus, de bons petits-déjeuners et déjeuners préviennent des grignotages.

Dans tous les cas, il est essentiel de ne sauter aucun repas. En effet, le saut d'un repas envoie le signal à votre corps qu'il doit stocker tout ce qu'il peut dès le prochain repas afin de faire face à la prochaine disette. Alors évitez ce genre de pratique.

Utilisez une application pour smartphone pour compter les calories

Il existe un certain nombre d'applications pour smartphone permettant de compter les calories que vous consommez tout au long de la journée. Cela peut vous aider à contrôler vos apports caloriques.

En guise d'alternative intéressante à l'usage d'une

application dédiée, utilisez un logiciel de type tableur (fichier Excel). Cela sera très utile pour faire les calculs automatiquement et pour suivre l'évolution de votre bilan calorique. Ainsi, vous pourrez vous assurer qu'il n'y a pas de dérive, et que vous savez adapter votre apport énergétique quotidien avec vos dépenses énergétiques quotidiennes. (C'est un peu comme faire ses comptes, ça ne fait pas gagner d'argent en-soi, pourtant cela permet d'éviter les écarts de conduite trop excessifs ou trop fréquents.)

Le mode de cuisson des aliments

Afin de réduire drastiquement la quantité d'acide gras saturé, et donc l'apport en calories abondantes mais inutiles, certains modes de cuisson sont à privilégier. Il en va ainsi de la poêle antiadhésive limitant le besoin en matière grasse inutile. La cuisson à la vapeur est aussi prônée par les initiées.

METHODES ALTERNATIVES ET ASPECTS PSYCHOLOGIQUES

La pratique de la méditation

Le stress, l'anxiété, la colère, la peur, l'insomnie sont néfastes pour préserver votre ligne. La méditation est une méthode douce permettant de réguler ces émotions et d'éviter les comportements de compensation par la nourriture. Ainsi, sa pratique devient aussi votre alliée minceur.

Pour certaines personnes, la simple peur de grossir provoquera un stress, ce dernier vous poussant à compenser par la nourriture. Une bien mauvaise affaire que voilà. Prenez-en conscience avant de la subir, et prenez les mesures qui vous vont bien, la méditation étant une bonne solution à mon goût.

L'aide de son entourage

Faire attention à votre alimentation peut parfois être pénible voire frustrant. Le fait de prévenir votre entourage (famille, amis, collègues) peut être une aide en cas de baisse de motivation.

De plus, en rencontrant régulièrement votre famille ou amis, ils pourraient vous faire remarquer que vous avez perdu du poids, ce qui est une source de motivation supplémentaire.

Admirez-vous

Au-delà des compliments de votre entourage, vous pouvez vous complimenter aussi en appréciant l'amincissement de votre silhouette dans le miroir ou en vous admirant à nouveau dans un pantalon que vous n'aviez pas mis depuis un petit moment.

On pourrait compléter l'astuce en décidant d'initier un album photo de vous, de face et de profil, à l'aide d'un miroir si vous êtes seule pour prendre la photo, afin de constater l'évolution chaque semaine. Cela est très motivant à partir de la quatrième session de photos. Et si vous avez une baisse de motivation, retournez voir ces photos du début pour vous aider à repartir du bon pied en constatant le chemin parcouru.

Gardez la joie de vivre

Le fait de perdre du poids engendre une petite fatigue bien naturelle car vous allez puiser dans vos réserves. Pour palier à cela, votre cerveau aura un penchant naturel pour les confiseries. Afin de vous revigorer, n'hésitez pas à vous investir d'avantage dans des activités sources de divertissement et de plaisir (lecture, cinéma, sortie, promenade...), ou sources d'épanouissement (activité artistique, associative...)

Cela détournera votre cerveau de la faim et vous aidera à vous sentir en forme.

Les gratifications

Au fur et à mesure que vous atteignez vos objectifs mensuels, jusqu'à l'obtention du poids cible, et encore après pour garder la motivation de le rendre durable, offrez-vous des récompenses (autres que des confiseries).

Puisez dans votre liste d'activités vous apportant joie de vivre pour trouver des récompenses qui vous vont bien.

Gardez le moral

De temps en temps, il n'est pas bien grave de faire un écart de conduite et de se faire plaisir en mangeant un bon plat riche qui vous plaît. L'important est que cela ne se reproduise pas trop souvent. Et vous pouvez toujours ajuster votre apport calorique dans le reste de la journée, et les jours qui suivent (avec les soins déjà énoncés).

IMPACT ET GESTION DU STRESS

Étant l'auteur d'un livre sur l'anxiété et les crises d'angoisse, ayant moi-même connu ces déboires, l'impact et la gestion du stress sont des sujets que je connais bien. Aussi, voici ce qu'il est intéressant de savoir dans le cadre de la perte (ou la non prise) de poids.

Le stress est caractérisé par un bilan hormonal déséquilibré en cortisone (entres bien d'autres choses). La cortisone est naturellement sécrétée par le corps, et d'autant plus lors d'accès de stress. Cela active des systèmes de défense voire de lutte du corps. Notamment, cela favorise l'emmagasinage de la graisse au cas où vous seriez privée de repas pour les temps à venir. (C'est un réflexe conditionné de l'être humain qui est hérité d'une lointaine époque où il fallait faire face à des prédateurs, choisir entre les comportements se battre ou fuir à toutes jambes, au risque de ne pouvoir se poser pour manger alors même qu'il y a eu une forte dépense énergétique pour fuir le prédateur. Vous comprenez maintenant pourquoi le fait de stocker la graisse pour le futur proche est un comportement normal en cas de stress excessif.)

Afin de ne pas ruiner ses efforts pour perdre du poids, il convient de réduire son niveau de cortisone naturellement sécrétée, c'est à dire son niveau de stress ou d'anxiété. Des solutions existent pour cela. Parmi les plus connues et efficaces, on peut citer la méditation (sous diverses formes) et la pratique d'un sport aérobic (et j'en suis désolé pour celles qui ne voulaient pas entendre parler de sport, pourtant, sachez que ce n'est pas un gros mot).

Le sujet de la gestion de l'anxiété est vaste et ne fait pas partie à proprement parler du thème de ce livre. Aussi, si cela vous concerne ou vous intéresse, vous pourrez trouver de plus amples informations dans le livre "Comment atténuer ses crises d'angoisse et son anxiété puis s'en affranchir" de Philippe Brioud (votre serviteur pour le livre que vous tenez entre les mains). Dans le cas où il s'agirait simplement de gérer son stress et non de désamorcer une crise d'angoisse, le chapitre sur les exercices de prévention vous intéressera plus particulièrement.

Si vous êtes sous traitement par corticoïdes, vous

ne pourrez pas faire grand chose à part simplement rester attentive et limiter votre apport calorique. Ainsi, vous aurez moins de calories à stocker, surtout si vous les dépensez dans la journée.

Et cela tombe bien, puisque c'est justement ce dont traitait le livre que vous avez entre les mains. :)

CONCLUSION

Comme vous avez pu le constater, perdre du poids n'est pas un exercice insurmontable. Vous pouvez continuer à manger ce que vous aimez, il faudra simplement rester raisonnable sur les quantités. Cela est plus facile à dire qu'à faire, en effet, l'aspect psychologique peut se révéler délicat à surmonter.

Cependant, je tiens à vous dire à nouveau un grand "bravo" pour avoir fait le choix de vous donner les moyens d'atteindre votre objectif de perte de poids en vous procurant ce livre.

Cela démontre votre motivation, et j'espère que ce livre vous aura aidée à la prolonger, en prenant de nouvelles habitudes vous permettant de garder la ligne.

Comme nous l'avons vu, pour perdre du poids, le principe de base consiste à absorber moins de calories que celles dont vous avez besoin au quotidien. Nous avons vu comment appliquer ce principe, même si cela ne remplace pas l'analyse plus précise que pourrait faire un diététicien.

Pour rappel, vous savez maintenant estimer les calories dont vous avez besoin et les calories que vous absorbez chaque jour. Vous savez réguler ces apports et dépenses énergétiques pour atteindre votre objectif de poids. Et vous savez renforcer votre discipline afin de transformer votre motivation initiale en habitudes alimentaires et comportementales profitables. Et tout cela en gardant le plaisir et la variété d'expérience que peut vous apporter la vie.

Bien entendu, je fais l'hypothèse que vous avez mis en application les méthodes et astuces évoquées afin d'espérer quelques améliorations notables.

J'espère que suite à la lecture de ce livre, vous trouverez les moyens de porter à nouveau les vêtements qui dormaient dans votre armoire en attendant votre amincissement, que vous vous trouverez plus séduisante qu'auparavant, et que votre entourage vous le fera savoir par ses compliments sur votre ligne et votre faculté à la maintenir.

MERCI

Je vous remercie, chère lectrice ou cher lecteur, d'avoir pris le temps de lire ce livre jusqu'ici.

Merci d'autant plus si vous voulez bien prendre deux minutes supplémentaires pour laisser un commentaire sur le site sur lequel vous vous êtes procuré ce livre, en donnant les raisons qui vous l'ont fait apprécier.

Si vous pensez que ce livre pourrait servir utilement à d'autres personnes, ces dernières vous en seraient certainement reconnaissantes de leur en faire savoir l'existence. Grâce à vous, elles éviteront de bien tristes expériences et pourront profiter plus agréablement de la vie.

Pour être informé de la sortie de nouveaux livres de ma part, et recevoir gratuitement un modèle de fichier tableur pour vous aider dans le suivi de vos apports et dépenses caloriques, veuillez vous inscrire en cliquant sur le lien suivant : http://brioud.com/fr/sqz-fr-mgr.html

Bien à vous.

DU MEME AUTEUR

Comment atténuer ses crises d'angoisse et son anxiété puis s'en affranchir; 2013.

(Disponible en version francophone imprimée et électronique, et traduit en version anglophone)

Quelques commentaires de lecteurs :

Note 4/5: "Livre Excellent. Bien écris .A pratiquer"

Note 5/5: "Excellent Merci pour les conseils ils sont très efficaces !"

Note 4/5: "Très bonne lecture.
Agréable à lire. Je me suis retrouvée dans les crises d angoisse décrites dans ce livre. Ce qui m à fait réaliser que je n étais pas seule à les vivre et que je pouvais m en sortir avec quelques techniques de vie pour regagner la confiance en moi qui me manquait. Je recommande ce livre simple pour une prise de conscience de ce qu est l angoisse dans nos vies. Bonne lecture à vous. Simple mais utile."

D'AUTEUR ASSOCIE

Livres de l'auteur associé Eric Tairin :

- Troubles Bipolaires : Mieux les connaître pour mieux se débarrasser de ces souffrances; 2014.

- Côlon Irritable : Découvrez dès maintenant comment mieux profiter de la vie; 2014.

- Relations Incomprises : Découvrez l'âme des autres et exprimez votre charisme avec la gestuelle; 2014.

- Syndrome de Fatigue Chronique : Faire face et guérir au plus tôt; 2014.

- Vaincre l'insomnie : Trouvez rapidement un sommeil reposant; 2015.

Tous ces livres sont disponibles en version imprimée et électronique.

À PROPOS DE L'AUTEUR

Philippe Brioud, 47 ans au moment de l'écriture de ce livre, ingénieur mécanicien, a souffert d'anxiété prononcée et de crises d'angoisse à répétition. Cela a commencé suite à plusieurs difficultés conjugales et familiales survenues en moins d'une année. Cette année-là, la vie de Philippe a basculé. Pendant deux ans, les crises s'enchaînent.

Il se décide enfin à se reprendre en main après ces deux années.

Maintenant tiré d'affaire, il connaît bien le problème ainsi que les moyens de s'en sortir ou d'éviter les rechutes toujours possibles.

Dans son livre "Comment atténuer ses crises d'angoisse et son anxiété puis s'en affranchir", il vous donne les armes psychologiques et techniques qu'il connaît et qu'il sait efficaces.

Il ne tient qu'à vous de vous prendre en main à votre tour pour vous aussi vivre une vie plus sereine.